浙派中医丛书·原著系列第二辑

灸法秘传

清·金镕 抄传
清·雷丰 重编
李晓寅 毛伟波 江凌圳 校注

全国百佳图书出版单位
中国中医药出版社
·北京·

图书在版编目（CIP）数据

灸法秘传 /（清）金镕抄传；（清）雷丰重编；李晓寅，毛伟波，
江凌圳校注 . —北京：中国中医药出版社，2023.10
（浙派中医丛书）

ISBN 978-7-5132-8339-7

Ⅰ . ①灸⋯　Ⅱ . ①金⋯　②雷⋯　③李⋯　④毛⋯　⑤江⋯
Ⅲ . ①灸法－中国－清代　Ⅳ . ① R245.8

中国国家版本馆 CIP 数据核字（2023）第 152856 号

中国中医药出版社出版

北京经济技术开发区科创十三街 31 号院二区 8 号楼
邮政编码　100176
传真　010-64405721
山东润声印务有限公司印刷
各地新华书店经销

开本 710×1000　1/16　印张 4.75　字数 50 千字
2023 年 10 月第 1 版　2023 年 10 月第 1 次印刷
书号　ISBN 978 - 7 - 5132 - 8339 - 7

定价　29.00 元
网址　www.cptcm.com

服 务 热 线　010-64405510
购 书 热 线　010-89535836
维 权 打 假　010-64405753

微信服务号　zgzyycbs
微商城网址　https://kdt.im/LIdUGr
官 方 微 博　http://e.weibo.com/cptcm
天猫旗舰店网址　https://zgzyycbs.tmall.com

如有印装质量问题请与本社出版部联系（010-64405510）

《浙派中医丛书》组织机构

指导委员会

主任委员 王仁元　曹启峰　谢国建　朱　炜　肖鲁伟

　　　　　范永升　柴可群

副主任委员 蔡利辉　曾晓飞　胡智明　黄飞华　王晓鸣

委　　员 陈良敏　郑名友　程　林　赵桂芝　姜　洋

专 家 组

组　长 盛增秀　朱建平

副组长 肖鲁伟　范永升　连建伟　王晓鸣　刘时觉

成　员（以姓氏笔画为序）

　　　　　王　英　朱德明　竹剑平　江凌圳　沈钦荣

　　　　　陈永灿　郑　洪　胡　滨

项目办公室

办公室 浙江省中医药研究院中医文献信息研究所

主　任 江凌圳

副主任 庄爱文　李晓寅

总　序

　　浙江位居我国东南沿海，地灵人杰，人文荟萃，文化底蕴十分深厚，素有"文化之邦"的美誉。就拿中医中药来说，在其发展的历史长河中，历代名家辈出，著述琳琅满目，取得了极其辉煌的成就。

　　由于浙江省地域不同，中医传承脉络有异，从而形成了一批各具特色的医学流派，使中医学术呈现出百花齐放、百家争鸣的繁荣景象。其中丹溪学派、温补学派、钱塘医派、永嘉医派、绍派伤寒等最负盛名，影响遍及海内外。临床各科更是异彩纷呈，涌现出诸多颇具名望的专科流派，如宁波宋氏妇科和董氏儿科、湖州凌氏针灸、武康姚氏世医、桐乡陈木扇女科、萧山竹林寺女科、绍兴三六九伤科，等等，至今仍为当地百姓的健康保驾护航，厥功甚伟。

　　值得一提的是，古往今来，浙江省中医药界还出现了为数众多的知名品牌，如著名道地药材"浙八味"，名老药店"胡庆余堂"等，更是名驰遐迩，誉享全国。由是观之，这些宝贵的学术流派和中医药财富，很值得传承与弘扬。

　　有鉴于此，浙江省中医药学会为发扬光大浙江省中医药学术流派精华，凝练浙江中医药学术流派的区域特点和学术内涵，由对浙江中医药学术流派有深入研究的浙江中医药大学原校长范永升教授亲自领衔，凝心聚力，集思广益，最终打出了"浙派中医"这面能代表浙江省中医药特色、优势和成就的大旗。此举，得到了浙江省委省政府、浙江省卫生健康委员会和浙江省中医药管理局的热情鼓励和大力支持。

《中共浙江省委 浙江省人民政府 关于促进中医药传承创新发展的实施意见》提出要"打造'浙派中医'文化品牌，实施'浙派中医'传承创新工程，深入开展中医药文化推进行动计划。加强中医药传统文献研究，编撰'浙派中医'系列丛书"。浙江省中医药学会先后在省内各地多次举办有关"浙派中医"的巡讲和培训等学术活动，气氛热烈，形势喜人。

浙江省中医药研究院中医文献信息研究所为贯彻习近平总书记关于中医药工作的重要论述精神和中共浙江省委、浙江省人民政府《关于促进中医药传承创新发展的实施意见》，结合该所的专业特长，组织省内有关单位和人员，主动申报并承担了浙江省中医药科技计划《浙派中医》系列研究丛书编撰工程"，省中医药管理局将其列入中医药现代化专项。在课题实施过程中，项目组人员不辞辛劳，在广搜文献、深入调研的基础上，按《浙派中医丛书》编写计划，分原著系列、专题系列、品牌系列三大板块，殚心竭力地进行编撰出版，我感到非常欣慰。

我生在浙江，长在浙江，在浙江从事中医药事业已经五十余年，虽然年近九秩，但是继承发扬中医药的初心不改。我十分感谢为编写《浙派中医丛书》付出辛勤劳作的同志们。专著的陆续出版，必将为我省医学史的研究增添浓重一笔；必将会对我省乃至全国中医药学术流派的传承和创新起到促进作用。我更期望我省中医人努力奋斗，砥砺前行，将"浙派中医"的整理研究工作做得更好，把这张"金名片"擦得更亮，为建设浙江中医药强省做出更大的贡献。

葛琳仪

写于辛丑年孟春

注：葛琳仪，国医大师、浙江中医学院原院长

前　言

　　"浙派中医"是浙江省中医学术流派的概称，是浙江省中医药学术的一张熠熠生辉的"金名片"。近年来，在上级主管部门的支持下，浙江省中医界正在开展规模宏大的浙派中医的传承和弘扬工作，根据浙江省卫生健康委员会、浙江省文化和旅游厅、浙江省中医药管理局印发的《浙江省中医药文化推进行动计划》（2019—2025年）的通知精神，特别是主要任务中打造"浙派中医"文化品牌——编撰中医药文化丛书，梳理浙江中医药发展源流与脉络，整理医学文献古籍，出版浙江中医药文化、"浙派中医"历代文献精华、名医学术精华、流派世家研究精华、"浙产名药"博览等丛书，全面展现浙江中医药学术与文化成就。根据这一任务，2019年浙江省中医药研究院中医文献信息研究所策划了《浙派中医丛书》（原著、专题、品牌系列）编撰工程，总体计划出书60种，得到浙江省中医药现代化专项的支持，立项（项目编号2020ZX002）启动。

　　《浙派中医丛书》原著系列指对"浙派中医"历代文献精华，特别是重要的代表性古籍，按照中华中医药学会2012年版《中医古籍整理规范》进行整理研究，包括作者和成书考证、版本调研、原文标点、注释、校勘、学术思想研究等，形成传世、通行点校本，陆续出版，尤其是对从未整理过的善本、孤本进行影印出版，以期进一步整理研究；专题系列指对"浙派中医"的学派、医派、中医专科流派等进行系统介绍，深入挖掘其临床经验和学术思想，切实地做好文献为临床服务；品牌系列指将名医杨继洲、朱丹溪，名店胡庆余堂，名药"浙八味"等在浙江地域甚至国内外享有较高知名度的人、物进行整理研究编纂成书，突出文化内涵和打造文化品牌。

《浙派中医丛书》从2020年启动以来，得到了浙江省人民政府、浙江省卫生健康委员会、浙江省中医药管理局的大力支持，得到了浙江省内和国内对浙派中医有长期研究的文献整理研究人员的积极参与，涉及单位逾十家，作者上百位，大家有一个共同的心愿，就是要把"浙派中医"这张"金名片"擦得更亮，进一步提高浙江中医药大省在海内外的知名度和影响力。

2020年至今，我们经历了新冠肺炎疫情，版本调研多次受阻，线下会议多次受影响，专家意见反复碰撞，尽管任务艰巨，但我们始终满怀信心，在反复沟通中摸索，在不断摸索中积累，继原著系列第一辑刊印出版后，原著系列第二辑、专题系列、品牌系列也陆续交稿，使《浙派中医丛书》三个系列均有代表著作问世。

还需要说明的是，本丛书专题系列由于各学术流派内容和特色有所不同，品牌系列亦存在类似情况，本着实事求是的原则，各书的体例不强求统一，酌情而定。

科学有险阻，苦战能过关。只要我们艰苦奋斗，协作攻关，《浙派中医丛书》的编撰工程，一定能胜利完成。殷切期望读者多提宝贵意见和建议，使我们将这项功在当代、利在千秋的大事做得更强更好。

《浙派中医丛书》编委会

2022年4月

校注说明

《灸法秘传》一书原署："柯城冶田金镕抄传，少逸雷丰补说，抱一江诚校字。"金镕为清代衢州医家雷丰的姻亲，字冶田，亦作也甜，衢州人，侨寓龙丘，后因战乱辗转归乡。金氏此书"得自蜀僧，施治颇验"，惜其"生平未谙医理"，因"原书谫陋不文，流传不广"，遂向雷丰请教。经雷氏整理，予以分门别类，补订重编，并由其弟子江诚加以校对，最后呈请知衢州府事刘国光作序后刊行。

《灸法秘传》稿本成书于清光绪七年（1881），先以抄本的形式流传，初刻于清光绪九年（1883），后未见重新刊印。据《中国中医古籍总目》著录有两个版本：一是藏于中国中医科学院图书馆的清光绪九年（1883）刘氏刻本乐善堂藏板，另一是藏于天津中医药大学图书馆的据乐善堂本的抄本。经调研，新发现清光绪七年（1881）稿本，藏于衢州市博物馆，2015年国家图书馆出版社《衢州文献集成》曾将该稿本影印出版；另外，在衢州"青简社"书店还发现一抄本，系据清光绪七年（1881）稿本传抄而成。

此次校注以中国中医科学院藏清光绪九年（1883）刘氏刻本乐善堂藏板为底本，以衢州市博物馆藏清光绪七年（1881）稿本（简称稿本）为主校本。并参《黄帝内经》《医宗金鉴》《医学正传》《医林绳墨》《古今医诗》《针灸大成》等医籍的通行本进行他校。

本书校注的具体原则如下：

1. 原书为繁体字竖排，现统一改为简体字横排，并加标点，以利阅读。凡指文字方位的"右""左"，均相应地径改为"上""下"。

2. 异体字、俗写字、古字径改为通行简化字。通假字保留原字，并于首见处出注说明。

3. 底本与校本文字不一，若显系底本错讹而校本正确者，据校本改正或增删底本原文，并出校记；如属校本有误而底本不误者，则不校注；若难以肯定何者为是，但以校本文义较胜而有一定参考价值，或两者文字均有可取之处，需要并存者，则出校记，说明互异之处，但不改动底本原文。

4. 对难读难认的字，注明读音，一般采取拼音和直音相结合的方法标明之，即拼音加同音汉字；有些字无浅显的同音汉字，则只标拼音。

5. 对费解的字和词、成语、典故等，予以训释，用浅显的文句，解释其含义，力求简洁明了，避免烦琐考据。一般只注首见者，凡重出的，则不重复出注。

6. 原书引用他人论述，特别是引用古代文献，每有剪裁省略，凡不失原意者，一般不据他书改动原文；若引文与原意有悖者，则予以校勘。

7. 原书目录和凡例标题前有"灸法秘传"字样，目录首页卷端原题"乐善堂刘氏刊"，正文首页卷端原题"灸法秘传""楚北乐善堂刘氏刊""柯城冶田金镕抄传、少逸雷丰补说、抱一江诚校字"，附录首页卷端原题"灸法秘传""乐善堂刘氏辑刊"等字样，现统一删除。

校注者
2023 年 2 月

小引①

余于辛巳冬仲，访友赴杭。舟中遇同患难者，聚谈往事。余谓造孽之辈，历见消亡；为善之人，而今俱在。可见善可为，而孽不可造也。弟脱灾之后，只留痹痛在躯。清夜思维，只恐平生犹有小过耳。彼时舟中，有西蜀之异僧曰：子有此善念，尚知省过，不惟痼疾可瘳，亦望寿臻耄耋②。纤微小恙，何足虑哉！僧有灸法书在。余即起而敬曰：禅师有妙法，谨请教焉。即向箧③中，取秘本授余，余拜而受之。既归，遂照书中之法，灸之数壮，效验奄然。意欲怀此术以济人，但恨生平未谙医理。其卷内有伏梁④、奔豚⑤、疝癖⑥等病，并不知其为何症也。余将是书，请益于

---

① 小引：原无，据稿本补。

② 耄耋（màodié 茂叠）：耄，年纪约八、九十岁。耋，年纪为七十岁。耄耋指年纪很大的人。

③ 箧（qiè 怯）：小箱子。

④ 伏梁：病名，指心下至脐部周围有包块形成的病证，大多由于气血结滞所致。

⑤ 奔豚：病名，指患者自觉有气从少腹上冲胸咽的一种病证。豚，小猪，亦泛指猪。由于气冲如豚之奔突，故名奔豚，亦称奔豚气、贲豚。

⑥ 疝癖（xuánpǐ 旋痞）：病名，胁肋部时有筋脉攻撑急痛的病证。

雷少逸姻兄。蒙其一一详论，复将诸症分门，使余心目了然，明如指掌。后按穴而灸之，无不批隙导窾[1]。因忆其事而志之云。

柯城[2] 冶田金镕题于留耕书屋

---

[1] 批隙导窾（kuǎn 款）：指善于从关键处入手，顺利解决问题。出自《庄子·养生主》："批大隙，导大窾。"窾，空隙。

[2] 柯城：泛指衢州府城，因衢州境内烂柯山而得名。

序

雷君少逸，衢之名医也。余守是郡，因病邀诊，遂与之善。其人秉至性，多读书，以医世其家，著作甚富。余尝序其《时病论》一书行之。一日复出其戚金君冶田所藏《灸法秘传》见示，云：得自蜀僧，施治颇验。原书谫陋①不文，经雷君取所列诸证，分门而为之说，言简意赅，深得经旨，诚济世之良术也。检阅方书，其论穴治病，则从《太乙神针》神明而出，实近今所罕见之本。余恐秘本无传，因付手民，以公诸世，并附刊《太乙神针》诸方于后，俾阅是书者参互考证，而信从焉。刊成，爰②缀数语于简端，以见可传者之不能终秘，亦以嘉雷君与金君之急急于传也。是为序。

光绪九年十一月望日③尽先补用道知衢州府事楚北刘国光④

宾臣氏撰

---

① 谫（jiǎn 简）陋：简陋，粗略。

② 爰（yuán 援）：于是。

③ 光绪九年十一月望日：公元 1883 年 12 月 14 日。

④ 刘国光：字宾臣，湖北安陆人，衢州知府。

目　录

凡例

用灸，先审其是何病证，取何穴道，再以病人中指节为一寸，量准寸分，以墨点其穴，候灸。

灸法，用生姜一大片，厚二分许，将灸盏之足，钉在姜片之上，照灸盏之孔，将银针穿通姜片，平放应灸穴上。即将艾绒捏作一团，置于盏内，再上药料，将艾点燃。少顷，则药气即可透入。如觉热甚难禁，可将银盏提起片时，仍即放下，看盏内药将燃尽，即取起另换。每一次，换药三四回，便可收止。每日或一次，或两次，弗论。

用灸，宜天气温和，密室无风之所，焚一炉香，照法用灸。若遇人神所在，不宜灸之，切须忌避。孕妇亦不宜用。

灸后，必须静卧片时，待其药气周流于脏腑脉络之内，自然畅快病出，切切慎风节食、保精养神，为第一著。

灸穴，宜审轻重。上体及当骨处，灸宜少。下体及肉厚处，灸多无害。

正面图

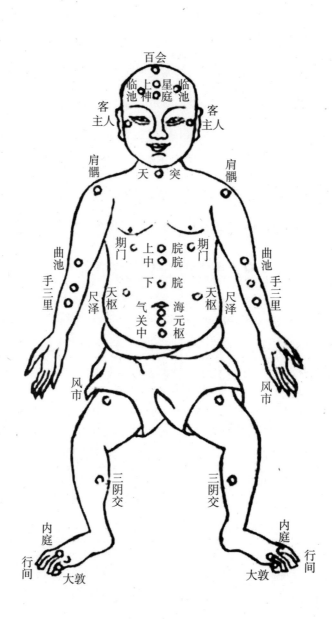

背面图

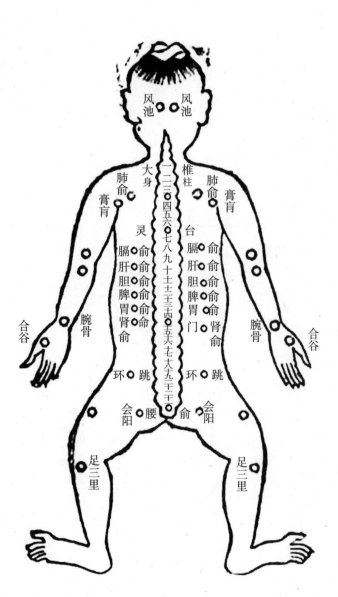

指节图

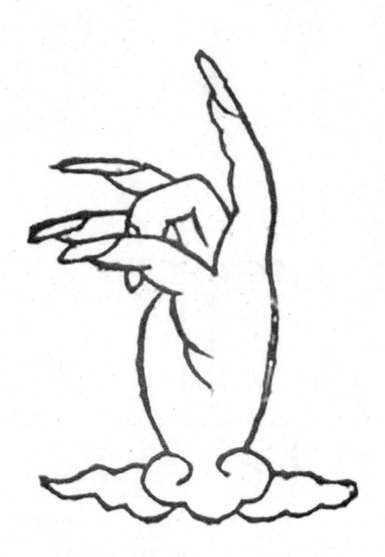

　　量穴道取寸法，以男左女右手中指第二节，屈指两纹尖，相去为一寸。取稻草心或薄篾片量之。若用绳线，则有伸缩不准。

灸盏图

古圣用九针，失传久矣。今人偶用者，不但不谙针法，亦且不熟明堂。至于灸法亦然也。今用银盏隔姜灸法，万无一失。凡欲用此法者，须仿此样为式，四围银片稍厚，底宜薄，须穿数孔，下用四足，计高一分许。将盏足钉在生姜片上，姜上亦穿数孔，与盏孔相通，俾药气可以透入经络脏腑也。

仰式

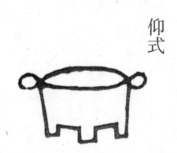

俯式

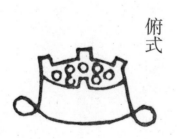

灸药神方

艾叶一钱五分^①　硫黄^②　乳香　没药　麝香　皂角　枳壳
川芎　桂枝　杜仲　全蝎　白芷　细辛　松香　雄黄　独活　穿
山甲以上各五分

上药秤准分两，各为末，和丸^③，固藏，弗泄气。

方解：艾叶，揉捣如绵，谓之熟艾。熟艾性热，能通十二
经，走三阴，以之灸火，能除百病。硫黄之性纯阳，能援阳气暴
脱、命欲垂危。没药、乳香通行十二经络。麝香、皂角宣开上下
窍关。枳壳破一切气滞，川芎行一切血凝。桂枝调卫和营，杜仲
舒筋壮骨。定厥阴之风，全蝎有力。化痈疡之毒，白芷多功。细
辛通窍散寒，松香祛风止痛。雄黄杀百毒，独活搜伏风。更以穿
山甲通行经络，直达病所。方中诸品，无处不行，所以主治诸
疴，效如桴鼓。

---

① 一钱五分：稿本作"一两五钱"。
② 硫黄：稿本"硫黄"下注有"一钱"二小字。
③ 丸：稿本作"匀"。

人神在日不宜灸单

初一在足大指。　　初二在外踝。　　初三在股内。

初四在腰。　　　　初五在口。　　　初六在手。

初七在内踝。　　　初八在腕。　　　初九在尻。

初十在腰背。　　　十一在鼻梁。　　十二在发际。

十三在牙齿。　　　十四在胃脘①。　十五在遍身。

十六在胸。　　　　十七在气冲。　　十八在股内。

十九在足。　　　　二十在内踝。　　二十一在手小指。

二十二在外踝。　　二十三在肝及足。二十四在手阳明。

二十五在足阳明。　二十六在胸。　　二十七在膝。

二十八在阴。　　　二十九在膝胫。　三十在足跗。

十二时人神所在不宜针灸歌

子踝丑腰寅在目，卯面辰头巳手②属。

午胸未腹申在心，酉背戌头亥股续。

---

① 脘：原作"腕"，据稿本改。
② 手：原作"三"，据《医宗金鉴·卷七十六·十二时人神歌》改。

十二支日人神所在不宜针灸歌

子不治头君须认，丑日腰耳寅胸应。
卯日鼻脾辰膝腰，巳手午心真捷径。
未头手足申头背，酉行膝背同其类。
戌日在阴头面间，亥日游行头颈位。
十二支神禁灸歌，男除女破应该会。

十干日人神所在不宜针灸歌

甲不治头乙耳喉，丙肩丁背与心求。
戊己腹脾庚腰肺，辛膝壬当肾胫收。
癸日不宜针手足，十干不犯则无忧。

尻神图

此神农所置。一岁起坤，二岁震，逐年顺飞九宫，周而复始，行年到处，则所主败。切忌针灸，慎勿犯之，否则变生他病。慎之。

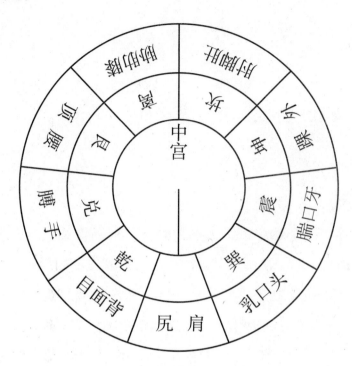

九宫尻神歌

尻神所在有根由，坤内外踝圣人留。

震宫牙口腨宜记，巽位还居乳口头。

中宫肩骨连尻骨，背面目从乾上游。

手膊兑宫难砭灸，艮宫腰顶[①]也须休。

离膝肋胁针难下，坎肘还连肚脚求。

为医精晓尻神诀，万病无干禁忌忧。

---

① 顶：《医宗金鉴·卷七十六·九宫尻神歌》作"项"。

以上避忌，以逐日人神所在为主。如遇急病，其余不必避也。

应灸七十症[1]

中风

中风者，卒然中倒，人事无知，口眼㖞斜是也。方书有中经、中络、中脏、中腑之分。医之而乏效者，必须用灸。或未经疗治者，急灸无妨。当其初中之时，先灸百会，或灸尺泽。如口噤者，灸风池。左瘫右痪者，灸风市。如两额[2]暴痛，口眼歪斜，牙关紧闭，失音不语，灸客主人[3]。如因痰而中者，灸环跳穴可也。

百会穴从鼻直上入发际五寸，旋毛陷中，可容指处。《医宗金鉴》云：直上耳尖顶陷中是也。

尺泽穴肘中动脉处，即肘弯内横纹当中，屈肘纹见。《金鉴》云：屈肘横纹，筋骨罅中。

风市穴端立，垂手于股外，中指尖到处。

客主人两耳前骨上宛中间，开口即穴处。

环跳穴在髀枢中，侧卧，屈上足、伸下足取之。大腿曰股，股上曰髀，楗

---

① 应灸七十症：原无，据目录补。
② 额：《灸法集验·证治·中风》作"颊"。
③ 客主人：经穴别名，出《灵枢·经脉》，《针灸甲乙经》作上关穴别名，属足少阳胆经。《灸法集验·证治·中风》作"灸听会、颊车"。

骨^①之下，大腿之上，两骨合缝之所，曰髀枢，当环跳穴处。

风池穴_{在耳后陷中，按之引耳内。}

尸厥

《金鉴》云：尸厥者，类中风之称也。谓其形厥而气不厥，口鼻无气，状类死尸，而脉自动也。延医不及，急宜灸大敦穴。倘有四肢厥冷，宜灸内庭，又灸行间，不可误也。

大敦穴_{足大指端，去爪韭菜许毛中。《金鉴》云：外侧聚毛中。}

内庭穴_{足大指内，次指本节前歧骨外间陷中。}

行间_{足大指、次指歧骨缝间，动脉应手陷中。}

偏风

偏风者，或左肢不遂，或右肢不遂。在左者为瘫，血虚也；右者为痪，气虚也。左瘫右痪者，气血两虚也。总宜先灸百会，次灸合谷。如一偏疼痛，手臂不仁，拘挛难伸，灸手三里，兼灸腕骨。倘痛甚不能提物，灸肩髃。两手挛痛，臂细无力，灸曲池。半身不遂，灸环跳。按穴灸之，自然却病。

百会穴_{见中风。}

合谷_{大指、次指歧骨间陷中，即虎口，两叉骨缝中。}

手三里_{曲池下二寸锐骨端，按之肉起。}

腕骨_{手外侧腕前，起骨下陷中，即小指直上处。}

应灸七十症 | 11

----

① 楗骨：即股骨，又名大腿骨、髀骨、楗、大楗骨。《素问·骨空论》云："辅骨上，横骨下为楗。"王冰注："谓膝辅骨上，腰髋骨下为楗。"《医宗金鉴·正骨心法要旨》云："大楗骨，一名髀骨，上端如杵，入于髀枢之臼；下端如槌，按于胻骨。统名曰股，乃下身两大支之通称也，俗名大腿骨。"

肩髃肩端两骨间。

曲池屈手按胸，肘弯横纹尖尽处。

环跳见中风。

眩晕

眩，目花也。晕，头昏也。其病之因有五：一曰无痰不眩，一曰无火不晕，一曰木动生风，一曰水不涵木，一曰土虚木摇是也。医者莫分，药多罔效，灸神庭穴，自获安全。若未中机，再灸肝俞必验。

神庭从鼻上直入发际五分，即眉心上三寸五分。

肝俞八①节下，各开二寸。

痿症

经曰：肺热叶焦，发为痿躄。痿躄者，足软而不能步也。其症有五，不可不明。盖痿躄属肺，脉痿属心，筋痿属肝，肉痿属脾，骨痿属肾也。总当先灸足三里，甚则灸三阴。灸法得宜，较汤散为胜也。

足三里膝下三寸，䯒②外廉，以手掌按膝头中指到处，股外旁也。膝盖骨下三寸，在䯒骨外廉两肋肉分宛宛中，平坐垂足，取之在背，《金鉴》作大筋肉。

三阴足内踝上三寸，大骨下陷中。

---

① 八：应作"九"，本书中肝俞、胆俞、脾俞、胃俞、肾俞等五个背俞穴的定位皆较标准定位上移一节椎骨，此处明显错误亦见于杜文澜本《太乙神针》，而本书"应灸七十症"中所选取穴位的定位和数量与该版本的选穴内容基本上相同，可见参考了《太乙神针》中的部分内容。

② 䯒：原作"行"，据下文改。

痹症

痹者，即俗称为风气也，症由风寒湿三气杂合为病。盖风胜为行痹，寒胜为痛痹，湿胜为着痹，往往蔓延不愈。倘三气痹痛，灸环跳，兼灸脾俞、肾俞。足痹不仁，灸腰俞。如手臂作痛，不能提举，灸尺泽。两腿麻木，不能步履，灸风市。按图而灸，庶乎肢体自若耳。

环跳见中风。

脾俞十①脊骨下，各开二寸。

肾俞十三②脊下，各开二寸，亦有一寸半。《金鉴》云：与脐平。

腰俞尾尻骨节上窔③间。

尺泽、风市皆见中风。

劳伤

五劳者，烦冗劳心，谋虑劳肝，过思劳脾，过忧劳肺，色欲劳肾。七伤者，久视伤血，久行伤筋，久坐伤肉，久卧伤气，久立伤骨，房劳、思虑伤心肾也。至于骨蒸劳热，药石乏效者，先灸大椎，并灸胆俞。久嗽劳热者，灸肺俞。久虚不食者，灸上脘。真气虚弱者，灸气海。男子血损者，灸天枢。女子阴虚，灸足三里。凡有一切虚损劳瘵，及至形神大惫，惟灸膏肓穴，可冀挽回，否则无救矣。

大椎三节颈项下，第一脊骨上间。

---

① 十：应作"十一"。

② 十三：应作"十四"。

③ 窔（yào 要）：幽深。

胆俞第九^①脊下，各开二寸。《金鉴》云：各俞皆去脊中二寸，故不从寸半之说。

肺俞三椎骨下，两旁各开一寸五分。《金鉴》云：以手搭肩，左取右，右取左，当中指末处。

上脘脐上五寸。

气海脐下一寸五分。

天枢脐两旁，各开二寸许陷中。

足三里见痿症。

膏肓四椎骨下，两旁各开三寸五分，《金鉴》云：正坐曲脊，从胛^②骨上角，摸索至胛骨下头，其间当有四肋三间。按其中一间空处，是其穴也。

咳嗽

先贤论咳嗽，以有声为咳，有痰为嗽，有声有痰为咳嗽。其初起多因于风寒，延久多成于虚损。若咳甚欲吐，灸身柱。因痰而嗽，灸足三里。气促咳逆，觉从左升，易于动怒者，灸肝俞。咳嗽见血者，灸肺俞，或灸行间。吐脓者，灸期门。日久成劳者，灸膏肓弗误。

身柱大椎穴下三节骨下间，按其窦中。

足三里见痿症。

肝俞见眩晕。

肺俞见劳伤。

行间见尸厥。

期门两乳下，第二肋骨端。

---

① 九：应作"十"。
② 胛：原作"髀"，据《医宗金鉴·膀胱经分寸歌》改，下文同。

膏肓见劳伤。

喘症

喘病之因有四：有因寒邪入肺而喘者，有因病阻肺气而喘者，有因水停心下而喘者，有因肾不纳气而喘者。统宜先灸天突，次灸中脘，甚则兼灸肺俞。所有哮喘不得卧者，须灸灵台。行动遂喘急者，须灸气海。得能按穴灸之，去沉疴犹拔刺耳。

天突结喉下二寸陷中。

中脘脐上四寸。

肺俞见劳伤。

灵台六节骨下窦中。

气海见劳伤。

血症

书谓：吐血成升斗者，属胃血也。其余咯血属心，呕血属肝，咳血属肺，唾血属肾。凡有一概血症，总当先灸胆俞。血痰灸其上脘。咯血喉中有声，灸其天突。如五劳七伤，诸虚百损而患血者，灸其膏肓，弗可缓也。据管见，暴患之血症，实火为多，不宜辄灸；灸患之血症，虚火不少，用灸无妨，切须辨之。

胆俞、上脘并见劳伤。

天突见喘症。

膏肓见劳伤。

汗症

汗有自、盗之分，不可以不知也。盖自汗为阳虚，不因劳动而自出也；盗汗为阴虚，睡而汗出，醒而收也。灸其尺泽，可以奏勋。设未效者，膈俞灸之，必然全愈。

尺泽_{见中风}。

膈俞_{七脊下，各开二寸，正坐取之}。

肺痿

久嗽肺虚，而成肺痿。痿者萎也，犹枝叶之萎落也。时吐涎沫，声音不扬，或嗽血丝，形容枯槁。斯症属虚者多，非肺痈属实之可比。当先灸其肺俞，兼灸膏肓可也。

肺俞、膏肓_{皆见劳伤}。

肺痈

久咳不已，胸中隐隐而疼，吐痰腥臭，或吐血脓，是为肺痈。痈者，壅也。良由风寒内郁，郁久成火，火刑金脏而成。法当灸其天突，兼服清肺之方，庶几有效。

天突_{见喘症}。

惊悸怔忡

《正传》曰：惊悸者，忽然若有惊，惕惕然心中不宁，其动也有时；怔忡者，心中惕惕然，动摇不静，其作也无时[①]。医家虽有辨别，总灸上脘穴为宜。

上脘_{见劳伤}。

---

① 惊悸者……其作也无时：《正传》即《医学正传》，综合性医书，明代虞抟（1438—1517）著，原文作"夫所谓怔忡者，心中惕惕然动摇而得是安静，无时而作者是也。惊悸者，蓦然而跳跃惊动而有欲厥之状，有时而作者是也"。

健忘

忘前失后，曰健忘也。良由精神短少、神志不交所致，亦有因思虑过度者，或因所愿不遂者，或因痰混心包者。病因虽异，皆当灸百会一穴，而记忆自强矣。

百会_{见中风}。

阳痿

阳痿者，阳物痿软而不举也。年老之人，则常有之。若少壮之人，是为真火衰惫，法当灸其气海。

气海_{见劳伤}。

阴痿

阳物收缩，卵阴入腹，皆为阴症也。法宜先灸气海，再灸大椎[①]。

气海_{见劳伤}。

大椎_{见劳伤}[②]。

臌胀

倪氏论臌，有气、血、虫、水、单是也；论胀，有寒、热、虚、实、湿、食、瘀、积、肝、肾是也。方家必分五臌若何、十胀若何。余谓：臌胀在上，灸于上脘；在中，灸于中脘；在下，

[①] 大椎：稿本作"大敦"。

[②] 劳伤：原作"尸厥"，但"尸厥"条下未见"大椎"，而见于"劳伤"条，据改。

灸于下脘，或灸气海。至若胀及两胁者，灸于期门；胀及背腰者，灸于胃俞；胀至两腿者，灸足三里；胀至两足者，灸行间可也。

上脘_{见劳伤}。

中脘_{见喘症}。

下脘_{脐上二寸}。

气海_{见劳伤}。

期门_{见咳嗽}[①]。

胃俞_{十一[②]节下，各开二寸}。

足三里_{见痿症}。

行间_{见尸厥}。

肿满

先圣曰：诸湿肿满，皆属于脾。盖脾主水谷，虚而失运，水谷停留，故成肿满也。后贤分而为四：一曰水肿，皮薄色嫩，按之成凹也；一曰气肿，皮厚色苍，按之即起也；一曰风肿，走注肿疼，皮肤麻木也；一曰瘀肿，肿而红亮，有血缕痕也。以上诸肿，宜灸内庭。如罔验者，行间、大敦皆可灸之。

内庭、行间、大敦_{三穴皆见尸厥}。

癥瘕

癥有七，蛟、蛇、鳖、虱、肉、米、发也。瘕有八，青、

---

① 咳嗽：原作"喘症"，但"期门"未见于"喘症"条，而见于"咳嗽"条，稿本亦作"咳嗽"，据改。

② 十一：应作"十二"。

黄、燥、血、脂、狐、蛇、鳖也。其实癥者，征也，有块可征。瘕者，假也，假物成形。总之不外乎气血交滞。倘因气滞而成者，灸气海。因血凝而致者，灸天枢可耳。

气海、天枢_{并见劳伤}。

痃癖

痃者，弦也，有若弓弦，腹有一条扛起，现于肌肉之外。癖者，僻也，隐僻于膂脊肠胃之后。皆宜灸下脘，或灸足三里。

下脘_{见臌胀}。

足三里_{见痿症}。

疝气

疝有七，寒、水、气、血、筋、狐、癫是也。时俗统称为小肠气。张子和谓：疝气虽有七种，总不离乎肝病也。七疝之症，先宜灸气海，继宜灸中极，或灸三阴。若阴囊偏肿者，灸大敦有效。

气海_{见劳伤}。

中极_{脐下四寸}。

三阴_{见痿症}。

大敦_{见尸厥}。

伏梁

伏梁者，心积也，起于脐上，大如臂，上至心下，久则令人烦心。当灸上脘，或灸中脘可安。

上脘_{见劳伤}。

中脘_{见喘症。}

奔豚

奔豚者，肾积也，发于少腹，上至于心，如豚奔走状，上下无时，久则喘逆，骨痿少气。先灸气海，兼灸中极为是。

气海_{见劳伤。}

中极_{见疝气。}

脚气

脚气者，两脚浮肿而重，湿脚气也；不红不肿而痛，干脚气也。不拘干湿，皆宜灸风市穴。倘或红肿、行步艰难，灸大敦穴可愈。

风市_{见中风。}

大敦_{见尸厥。}

腹鸣

腹鸣者，腹中鸣响也。其因痰饮[①]者，灸上脘穴。因胃寒而肠鸣者，灸胃俞穴，或灸足三里穴。

上脘_{见劳伤。}

胃俞_{见臌胀。}

足三里_{见痿症。}

[①] 痰饮：稿本作"停饮"。

噎膈

噎膈之因有五：有气滞者，有血瘀者，有火炎者，有痰凝者，有食积者。虽分五种，总属七情之变。凡药不能效者，上宜灸天突，中宜灸中脘，下灸足三里为要。

天突、中脘_{见喘症}。

足三里_{见痿症}。

反胃

反胃者，饮食能入，入而反出，故曰反胃。良由脾胃阳虚，运行失职，不能熟腐水谷，变化精微，朝食暮吐，暮食朝吐。即王太仆[①]云：食入反出，是无火也。法当灸中脘、下脘，兼灸膈俞。若未效者，再灸脾俞、胃俞，甚则灸足三里。

中脘_{见喘症}。

下脘_{见臌胀}。

膈俞_{见汗症}。

脾俞_{见痹症}[②]。

胃俞_{见臌胀}。

足三里_{见痿症}。

霍乱

霍乱症，猝然心腹作痛，上吐下泻，谓之湿霍乱也。欲吐不

---

① 王太仆：即唐代医家王冰，约生于唐景云元年（710），卒于贞元二十年（805），里居籍贯不详，于唐宝应中（762—763）任太仆令，故称为王太仆。

② 痹症：原作"脾症"，查"脾俞"见于"痹症"条，据改。

吐，欲泻不泻，谓之干霍乱也。急灸期门可愈。

期门见咳嗽^①。

头痛

头痛者，有外感、内伤之分。如痛无休息者，为外感；时痛时止者，属内伤。若因头风而痛，宜灸百会，并灸神庭，合谷、胆俞皆可灸之。若头痛如破，或因内伤，宜灸命门自痊。

百会见中风。

神庭见眩晕。

合谷大指次指歧骨间陷中，即虎口两叉骨缝中。

胆俞见劳伤。

命门十四节骨下窍中。

心腹痛

真心痛者，不可治。今云心痛者，皆胸中胃脘痛也。若胸腹痛者灸上脘，痛而不已灸行间，并灸膈俞。脐下冷痛，灸气海、关元。少腹寒痛，灸中极。夹脐而痛，上冲心痛，灸天枢。

上脘见劳伤。

行间见尸厥。

膈俞见汗症。

气海见劳伤。

中极见疝气。

天枢见劳伤。

---

① 咳嗽：原作"臌胀"，但"期门"未见于"臌胀"条，而见于"咳嗽"条，据改。

关元脐下三寸。

背痛

太阳之脉，行身之背，忽被风湿所侵，则背膂强痛，宜灸身柱则瘳。

身柱见咳嗽。

胁痛

胁痛在左，肝经受邪；在右，肝邪入肺。宜灸临池[1]可愈。

临泣从两目中直上，入发际五分陷中。

腰痛

腰痛有四，当分灸之。如因房劳过度，则肾虚，灸肾俞穴。偶然欲跌则闪挫，灸气海穴。负重损伤，不能转侧，灸环跳穴。湿气下注，不能俯仰，灸腰俞穴。倘连腹而引痛者，灸命门穴则安。

肾俞见痹症。

气海见劳伤。

环跳见中风。

腰俞见痹症。

命门见头痛。

---

①临池：即头临泣之别名。《灸法集验·证治·胁痛》作"期门"。

耳聋耳鸣

《绳墨》^①曰：肾气充盛则耳聪，肾气虚败则耳聋，肾气不足则耳鸣，肾气结热则耳脓^②。经谓耳为肾窍。肾虚耳聋，宜灸肾俞；耳鸣，宜灸风池。初患者先灸百会为是。

肾俞见痹症。

风池、百会并见中风。

目疾

眼科治目，有五轮之分：两眦属心，曰血轮；乌珠属肝，曰风轮；两胞属脾，曰肉轮；白睛^③属肺，曰气轮；瞳神属肾，曰水轮。其实肝开窍于目，总病实在乎肝。目初病者，先灸百会、上星、神庭三穴。日久内障起翳者，当灸临池。目眊眊而不了者，必须灸肾俞也。

百会见中风。

上星从发际直上一寸，或眉心上四寸。

神庭见眩晕^④。

临池见胁痛。

肾俞见痹症。

---

① 绳墨：即《医林绳墨》，综合性医书，八卷，明代方隅编集，方谷校正。
② 耳脓：原作"耳聋"，稿本同，据《医林绳墨·卷七·耳》改。
③ 睛：原作"精"，据稿本改。
④ 眩晕：原作"头痛"，但"神庭"未见于"头痛"条，而见于"眩晕"条，据改。

咽喉

咽乃饮食之道，喉乃呼吸之区，不容纤邪所客，否则遂成喉症矣。咽喉疼痛者，当灸内庭。喉疮、喉风者，当灸天突为亟。

内庭_{见尸厥。}

天突_{见喘症。}

齿痛

齿乃骨之余，肾主病也。然则因阳明火炽而痛者，有因风、因虫而痛者，亦有因虚而痛者，方药莫能奏捷，必当用灸。倘颊肿牙痛，灸风池；红肿牙痛，灸手三里；齿龋，须灸内庭也。

风池_{见中风。}

手三里_{见偏风。}

内庭_{见尸厥。}

鼻血

鼻血者，因于肺肝有火也。肺窍在鼻，肝脏藏血，二经有火内炽，则血沸腾，乘鼻窍而出者也。急宜灸合谷穴一壮。

合谷穴_{见偏风。}

脑漏

胆移热于脑，脑漏黄浊之水，由鼻而出，甚则腥秽；亦有鼻塞不闻香臭者，均宜灸上星穴可也。

上星_{见目病。}

脱颏

颏者，口之下唇至末之处，俗名下巴也。有因气虚而脱者，有因呵欠而脱者，皆可灸风池穴。

风池见中风。

遗精

书谓：有梦精出，为梦遗；无梦自遗，为精滑。大凡梦遗者，由于相火之强；精滑者，由于心肾之损。拟方当分虚实，灸法统宜于关元、中极及三阴交。设未瘥者，再灸肾俞可耳。

关元见心腹痛。

中极见疝气。

三阴交见痿症。

肾俞见痹症。

浊症

丹溪曰：浊症之因有二，肥人多湿热，瘦人多肾虚。总之肾虚之质，下焦空豁，则湿热阻于精窍，而成赤白浊也。当灸关元，兼灸行间自痊。

关元见心腹痛。

行间见尸厥。

淋痛

滴沥涩痛谓之淋，急满不通谓之闭。五淋之别，虽有气、砂、血、膏、劳之异，然皆肾虚而膀胱生热也。若小便赤涩，灸其下脘；小便痛沥，灸其关元。五淋之症，皆宜灸其中极。

下脘见臌胀。

关元见心腹痛。

中极见疝气。

溺血

经谓胞移热于膀胱则溺血，是症未有不本于热者。当灸关元数壮。

关元见心腹痛。

遗溺

遗溺者，由于中气虚衰，不能摄固所致。老年下元不足，孩提脬气未固，多有之。总当灸其三阴。若小便频数者，灸大敦；小儿遗尿者，灸气海。

三阴见痿症。

大敦见尸厥。

气海见劳伤。

便血

便血之症，有肠风，有脏毒。如下鲜血，大便燥结，名曰肠风。血色黯浊，大便溏泻，名曰脏毒。脏毒者，灸肾俞；肠风者，灸会阳。

肾俞见痹症。

会阳尾尻骨两旁，各开二寸，尻骨节上两旁，各开寸半亦可。

脱肛

肺与大肠相为表里，故肺热则肛藏，肺虚则肛脱。或因肠风痔漏，或因久痢久泻，或因产妇用力太早，或因小儿叫啼伤气。总须上灸百会，下灸会阳。

百会见中风。

会阳见便血。

痔疮

古人论痔，有牝、牡、虫、血之分。其实皆大肠积热所致。当灸会阳几壮，庶冀而安。

会阳见便血。

泄泻

泄泻有五，乃脾虚、肾虚、湿寒、湿热、食积也。脾虚则食少便频，肾虚则五更作泻，湿寒则便溏溺白，湿热则下利肠垢，食积 [①] 则吞酸嗳腐。在医家当分而治，在灸家先取天枢，其次会阳之穴。

天枢见劳伤。

会阳见便血。

痢疾

古人以赤痢为湿热，伤于血分；白痢为湿寒，伤于气分。凡

---

① 食积：原作"食泻"，据上文及文义改。

初患赤白痢积者，法当灸其天枢，兼之中脘。如日久不愈，脾肾两伤者，当灸脾俞，兼之会阳也。

天枢_{见劳伤}。

中脘_{见喘症}。

脾俞_{见痹症}。

会阳_{见便血}。

伤寒

伤寒者，由冬令伤于寒邪，法当辛散。其误治也，变为结胸，宜灸期门。若妇人经水适来，邪热入于血室，昼则明了，夜则谵语，亦灸期门之穴。若饮水过多腹胀者，灸其中脘。余热解不尽者，当灸曲池可也。

期门_{见咳嗽}。

中脘_{见喘症}。

曲池_{见偏风}。

热病

经曰：冬伤于寒，春必病温，至夏为热病。热病者，皆伤寒之类也。当用辛凉之剂。设未效者，当灸上脘。若烦闷者，须灸行间。

上脘_{见劳伤}。

行间_{见尸厥}。

疟疾

疟疾之病，由夏令先受暑邪，至秋时发为疟疾。秋风欲入，伏暑欲出，表里交争，寒热成矣。连日发者则浅，隔日发者则深，隔两日发者则更深矣。诸般疟疾，法当先灸大椎。痰盛之体，灸其尺泽。日久不已，灸其内庭。按穴灸之，则疟自遁。

大椎_{见劳伤}。

尺泽_{见中风}。

内庭_{见尸厥}。

黄疸

黄疸有五，曰阳黄、阴黄、酒疸、谷疸及女劳疸。其病本皆不离乎湿也。应灸之穴有四，即上脘、肝俞、胆俞、脾俞是也。

上脘_{见劳伤}。

肝俞_{见眩晕}。

胆俞_{见劳伤}。

脾俞_{见痹症}。

癫病

经谓重阴者癫，癫则多喜，若痴若呆，或笑或泣，缘于所谋不遂而致也。当灸身柱一穴。

身柱_{见咳嗽}。

痫症

痫症者，忽倒无知，神昏牙闭，角弓反张，抽搐涎流。古人分为五痫，有马鸣、羊嘶、牛吼、犬吠、猪啼等语，究属痰涎蓄于经络也。灸家不须细别，当其初发之时，先灸百会，兼灸上脘。每发每灸，日渐自瘥。

百会见中风。

上脘见劳伤。

癞病

癞病，疠风也，俗称为大麻风。良由湿胜则生风，风胜则生虫，所以皮肤脱落，肌肉浮紫，满躯作痒，状若虫行。宜灸曲池可愈。

曲池见偏风。

疹病

肌发红点，有若蚊咬者为热疹，细粒透显者为风疹，不透出者为隐疹。隐疹宜灸曲池，风疹、热疹宜乎合谷、环跳。

曲池见偏风。

合谷见偏风。

环跳见中风。

痰疾

痰属湿，津液所化也。流则为津，行则为液，聚则为痰，上则为涎。其实百病兼痰为多也，灸其上脘，痰自化矣。

上脘见劳伤。

饮食

胃司纳受，脾主消导，一纳一消，运行不息。设脾胃衰弱，则失消纳之权。若饮食不思，灸其上脘。饮食少减，灸其中脘。饮食不化，灸其下脘，或灸天枢。食不下、欲干呕者，宜灸胆俞穴也。

上脘^①_{见劳伤。}

中脘_{见喘气。}

下脘_{见臌胀。}

天枢_{见劳伤。}

胆俞_{见劳伤。}

调经

月经者，一月一至也。趱前退后，谓之不调。女子经水不调者，当灸气海，兼灸中极。妇人月水枯闭者，当灸腰俞可愈。

气海_{见劳伤。}

中极_{见疝气。}

腰俞_{见痹症。}

血崩

血崩之症，良由肝脾两伤。盖肝不能藏，脾不能统，所以经血忽崩。宜灸气海、大敦二穴。

气海_{见劳伤。}

大敦_{见尸厥。}

带下

古人治带，有五色之论，而分五脏之疗。又以赤属血、白属气之说。其实带下之病，本在乎带脉，以带脉横于腰间，如束带

---

① 上脘：原作"上俞"，据稿本及上文改。

然，故名也。法当灸关元数壮。

关元见心腹痛。

种子

女人不孕之故，由伤其冲任也。若三因之邪伤其冲任之脉，则有月经不调、漏崩带下。或因宿血积于胞中，或因胞寒、胞热，或因体盛痰多，脂膜壅塞胞中，皆不能成孕也。当灸中极为要。

中极见疝气。

胎漏

怀胎数月，而经水偶下者，谓之胎漏也。由于劳力损伤，或由冲脉有热，或由气怒伤肝，皆能致之也。宜灸关元自止。

关元见心腹痛。

产后

产后之疴，莫能尽述，应灸之症，姑略详之。恶露不行，宜灸中极。恶露不止，宜灸气海，或灸关元。关元、中极只离一寸，一欲其行，一欲其止，分寸不准，灾害并至矣。

中极见疝气。

气海见劳伤。

关元见心腹痛。

胞衣不下

胞衣停滞者，或因气力疲败，或因恶露所阻，皆令不下也。

服诸药而罔效者，当灸中极立下。

中极_{见疝气。}

惊风

惊风者，有急、慢之分焉。急惊者，忽然搐搦，身体壮热，面红唇赤，牙闭痰迷，兼之二便不通，宜灸身柱、曲池。慢惊者，缓缓搐搦，身体温和，面色淡黄，或睡露睛，兼之大便青色，宜灸腕骨、尺泽。若闭目、摇头、额汗、昏睡、面青、肢厥、频吐清水，此慢脾风，不可救也。

身柱_{见咳嗽。}

曲池_{见偏风。}

腕骨_{手外侧腕前起骨下陷中，即小指直上处。}

尺泽_{见中风。}

疳劳

小儿疳劳之症，面黄形瘦，肚大露筋，尿如米泔，午后潮热。皆因肥甘无节，停滞中州，传化迟滞，肠胃内伤，则生积热，热盛成疳。宜灸下脘、胃俞，自然告痊。

下脘、胃俞_{并见臌胀。}

以上七十症，按穴灸之，自无差忒。若遇跌打损伤、瘀血疼痛、痰核疬串、无名肿毒，皆于患处灸之，使痛者灸至不痛，不痛者灸至痛，即愈。

太乙神针

药方

艾绒三两　硫黄①　麝香　乳香　没药　丁香　松香　桂枝
杜仲　枳壳　皂角　细辛　芎䓖　独活　雄黄　炮甲以上各一钱

上药，各秤足为末，与艾绒揉和，用绵夹纸一张，约长五
寸，宽方尺，将绒药铺掺于纸上，用力实卷，如大指粗，即为一
条。如绒药尚多，即多作几条，外再加纸三四层裹之，以鸡子清
通刷外层三次，阴干收藏，勿使泄气。

用针法

用针先审病证，取何穴道，用墨涂记其上，以红布七层盖穴
上，候针。

将针向灯烛上烧透，对正穴道放于红布上，若觉大热，将针
略提起，俟热定再针。以七记数，小则一七，多则七七亦可。

用过药针，以极干竹筒封藏，犹可后用。

穴道取寸法

以男左女右手，中指第一节第二节，相去为一寸图见前。

---

①　硫黄:《古今医诗》"硫黄"下注有"二钱"二小字。

正背面穴道证治 [①]

正面穴道图见前。

百会穴从鼻直上入发际五寸，旋毛中陷，可容指处。督脉。凡中风、头风、疯癫、角弓反张、忘前失后、气绝、脱肛、目泪、耳聋，针此穴。

上星穴从发际入一寸，直上可容豆处。督脉。凡脑冷、鼻塞、脑漏、汗不出、目睛痛，针此穴。

神庭穴从鼻上直入发际五分。督脉。凡头疼、目眩、出泪、流涕，针此穴。

天突穴结喉下二寸陷中，低首取之。任脉。凡喉疮、喉风、哮喘、气噎、肺痈、咯血、喉中有声，针此穴。

上脘穴脐上五寸，任脉。凡心腹疼痛、惊悸、痰疾、伏梁、气蛊，状如覆盆、风痫等证，针此穴。

中脘穴脐上四寸，任脉。凡反胃、吐食、心下胀满，状如伏梁、伤寒、饮水过多、腹胀、气喘、寒癖，针此穴。

下脘穴脐上二寸。任脉。凡腹胀坚硬、痃癖气块、小便赤涩、身体赢瘦，针此穴。

气海穴脐下一寸五分。任脉。凡男子阳事久惫、妇人经水不调，及滞气成块，状若覆盆，针此穴。

关元穴脐下三寸。任脉。凡男子遗精白浊、脐下冷痛、小便痛涩，妇人赤白带下、经水不调，针此穴。

中极穴脐下四寸。任脉。凡男子奔豚抢心、遗沥失精、五淋七

---

① 正背面穴道证治：原无，据目录补。

疝、小便赤涩，妇人经水不调、不受胎孕，针此穴。

临池穴从目中上入发际五分陷中，即临泣穴。足少阳。凡目痛内障、赤白翳、腋肿、胁下痛，针两穴。

客主人一名上关穴耳前骨上宛中间，开口即空处。足少阳。凡两额暴痛、口眼歪斜、牙关紧闭、失音不语，针两穴。

期门穴乳下第二肋疼骨端，足厥阴。凡伤寒结胸、咳嗽吐脓、腹膨、霍乱、吐泻，妇人热入血室、产后饮食不调，针两穴。

天枢穴脐两旁，各开二寸。足阳明。凡夹脐痛冲心腹、赤白痢疾、泄泻、饮食不化，男子血损、妇人血块，针两穴。

肩髃穴肩端两骨间陷中，举臂取之。手阳明。凡手臂酸痛、不能捉物，针两穴。

曲池穴屈手按胸，肘弯横纹尖尽处。手阳明。凡偏风不遂、两手拘挛、臂细无力、肘内寒冷而痛，针两穴。

手三里穴曲池下二寸，锐肉端。手阳明。凡手臂不仁、肘挛疼痛、颊颔红肿、齿痛、瘰疬，针两穴。

风市穴膝上七寸，外廉两筋间，端立垂手于股，中指尖到处。足少阳。凡两腿麻木、左瘫右痪、一切脚气，针两穴。

内庭穴足次指三指歧骨陷中。足阳明。凡水肿、厥逆、咽喉痛、久疟不食、恶闻人声、口歪、齿龋，针两穴。

行间穴足大指次指歧骨缝间，动脉应手陷中。足厥阴。凡白浊尿难、腹胀心疼、咳逆吐血、烦闷短气、手足浮肿、四肢厥冷，针两穴。

大敦穴足大指端，去爪甲韭叶许三毛中。足厥阴。凡小肠疝气、小便频数、阳上入腹、阴痛偏大、脐腹肿胀而痛、尸厥如死、脚气红肿、妇人血崩，针两穴。

背面穴道图见前。

大椎穴第三节颈骨下第一节上间。督脉。凡劳疾、遍身发热、诸疟，针此穴。

身柱穴大椎穴下三节骨下间。督脉。凡脊膂强痛、咳吐、瘈疭、发热，针此穴。

命门穴十四节骨下间。督脉。凡腰腹引痛、头疼如破、里急瘈疭，针此穴。

肺俞穴三椎骨下，两旁各开二寸。足太阳。凡传尸骨蒸、肺痿、吐血、咳嗽、气喘，针两穴。

风池穴耳后陷中，按之引耳内。足少阳。凡耳聋虚鸣、脱颔、口噤、颊痛、牙疼并肿，针两穴。

膏肓穴四椎节下两旁各开三寸五分。足太阳。凡劳伤虚损、肺痿咯血、咳嗽吐痰、寒热、四肢无力，针两穴。

脾俞穴十一椎节下，两旁各开二寸。足太阳。凡诸般黄瘅①、四肢不收、痹痛、膈疼、泄痢、翻胃、积聚、痰疟，针两穴。

肾俞穴十四椎节下，两旁各开二寸。足太阳。凡腰痛如折、便血、出精、阴痛、身热、耳聋、目眩、膝挛、足寒，针两穴。

环跳穴在髀枢中，侧卧屈上足、伸下足取之。大腿曰股，股上曰髀，楗骨之下、大腿之上、两骨合缝之所曰髀枢，当环跳穴处也。楗，健，上声。足少阳。凡中风、中痰、半身不遂、腰胯强直、股痛引肋、不得转身，针两穴。

会阳穴尾尻骨两旁，各开二寸。足太阳。凡痔疮、肠癖、两肾尖痛、久泻、久痢、阴汗湿痒、脱肛，针两穴。

足三里穴膝下三寸行外廉，以手掌按膝头，中指尖到处，股外旁也。足阳

① 瘅：通"疸"。黄疸病。《山海经·西山经》云："有兽焉……服之已瘅。"

明。凡翻胃、气膈、肠鸣膨胀、痃癖、胸胃畜血、咳嗽稠痰、足痿失屐，针两穴。

太乙神针正面背面穴道诗

看穴先准鼻当中，上入发际三穴踪，神庭入发五分上星入发倍一寸，百会入发五寸旋毛宫三穴俱督脉。天突在结喉下二寸陷中，三脘音管，胃上中下脐上量平声以通，上脘五寸中渐减，中四下二勿朦胧。气海脐下寸余五，关元即丹田两股三寸足函容，再下又加其一寸，穴称中极当中穷七穴俱任脉。左右两旁共临池足少阳从，目中直上入发五十厘，两客主人足少阳耳前骨，开口即空而便知。期门足厥阴在乳下第二肋，疼骨之端试揣之。天枢足阳明以脐为则子，两旁二寸各开驰。肩髃肩端两骨缝，肘弯有穴视茫微，肘弯横纹尖尽处。必须屈手按胸乃见纹尖之曲池。曲池之下手三里三穴俱手阳明，曲池相去二寸锐肉端头视次平声。正立垂手两股间，中指尖处风市上声，足少阳归。内庭足阳明乃在两足指，次三歧骨陷中耳。大指次指动中间，谓之行间须载纪。再若大指去爪甲如韭叶许，从三毛中大敦二穴俱是厥阴是。大椎以上有二骨为项二骨，大椎自项骨算起，大椎当第三以下为脊骨第一。第三节下身柱名，十四节下命门三穴俱督脉地[①]。风池足少阳耳后寸半陷中存，按之则引耳内知的实。肺俞在两饭匙骨缝中脾俞肾俞三穴俱足太阳场，脊骨各开二寸切。言不移，脊骨第三椎下为肺十一脾，十四又将肾俞列。四椎节下号膏肓足太阳，各开三寸五分疆。环跳音条，足少阳正在髀枢处，务要侧身眠在床。伸其下足屈上足，以取之乃可识其乡。尻骨两边各开二寸，问讯穴名

---

① 地：《古今医诗》作"曰"。

曰会阳阴，足太阳。膝下三寸外廉畔，足三里足阳明与手殊方，掌按膝头中指尖尽处，诲人认法剧精详。穴道取寸法折衷，男左女右手指中，中指第一第二节，相距即寸于此逢。

按穴治病，针无不愈。方自范毓䯂而后，王大德、沈士元、周雍和诸人皆用之，实予人以易从，切勿以其浅近而忽之也。此法及诗，自《古今医诗》集中录出刘国光识。

附　雷火针法

治一切闪挫、诸骨节痛及寒湿诸气而畏刺者。方用：

沉香　木香　乳香　茵陈　羌活　干姜　川山甲以上各三钱
麝少许　蕲艾二两

以绵纸半尺，先铺艾茵于上，次将各药末掺上，卷极紧，收用。按定痛穴，笔点记，外用纸六七层隔穴。将卷取太阳真火，用圆珠、火镜，皆可燃红用灯烛烧燃亦可，按穴上，良久取起，剪去灰，再烧再按，九次即愈。

灸一次，念咒一遍。先燃火在手，念咒曰：

雷霆官将，火德星君！药奏奇功，方得三界六府之神；针藏烈焰，炼成于仙都九转之门。蠲除痛患，扫荡妖氛，吾奉南斗六星、太上老君，急急如律令。

咒毕，即以雷火针按穴灸之。

此乃孙真人所制，流传至今，颇为灵验。制药时，毋令妇女、鸡犬见。其方载《针灸大全》[①]。又按，御纂《医宗金鉴》有雷火神针方，药只三味。歌曰：雷火神针攻寒湿，附骨疽痛针之宜，丁麝二香共蕲艾，燃针痛处功效奇。景岳新方因阵内亦有二方，注明治风寒湿毒之气留滞经络，而为痛为肿，不能散者。其一于五月五日，取东引桃枝，去皮，长一二寸，两头削如鸡子尖，向灯上燃着，随于患处隔纸数层，以针按灸。一则方法药味与太乙神针相同，惟多白芷一味。盖命名虽异，而治病则有同功焉，因并录之刘国光识。

---

① 针灸大全：乃明·杨继洲所著《针灸大成》之别名，该方载于《针灸大成·雷火针法》。

跋[1]

　　吾郡金冶田先生，即少逸师之亲翁也。秉性纯良，存心忠厚。以常思己过，不论人非为座右铭。如先生之古道者，能有几人。所以屡被灾罹，皆能摆脱。且今知于无意中而得是书，以杜二十年前之病本。此岂非冥冥之中，有神所护耶。诚习医数载，略见一斑。尝读李云间[2]之书，往往投治少瘥，即更灸法。是书取穴，与李氏相合甚多。可见此本有真传也，岂寻常之抄本所可及哉。况先生曾按穴而试灸，无不除痼疾于须臾，起沉疴于顷刻。此诚为衢城之宝物，今先生得者，盖缘生平行善之报也。信夫！

　　光绪七年岁次辛巳季冬[3]下浣[4]抱一姪江诚[5]敬跋于半亩草堂

---

　　①跋：原无，据稿本补。

　　②李云间：即李中梓（1588—1655），字士材，号念莪，云间（又名华亭、松江）人。明末清初著名医家，学术成就卓著。著有《内经知要》《医宗必读》《病机沙篆》等书。

　　③季冬：阴历十二月，即冬季最后一个月。

　　④下浣：也称"下澣"，即阴历每月二十一日至三十日。《幼学琼林·卷一·岁时类》云："下旬十日，为下浣。"

　　⑤江诚：字抱一，清末衢州人，以媚母多病，弃儒习医，与程曦、雷大震合纂《医家四要》，自著《医粹》《本草诗》等书。

校注后记

一、作者生平考证及成书

雷丰，字松存，号侣菊，又号少逸。生年不详，卒于清光绪十四年（1888），据清代衢州籍史家郑永禧《挽雷少逸》"所以五十载，清芬时入幕"，推断其可能生于道光十九年（1839）前后。三衢（今浙江衢州）人，祖籍福建浦城县，后随父雷焕然（号逸仙）徙居浙江衢州。其父以医为业，乃徽州歙县名医程芝田之门人，知名于时。雷丰幼承父训，天资聪颖，诗、书、画皆擅长，时有"三绝"之誉。其气质儒雅，生性旷达，为人和蔼可亲，无骄矜之色，既精于医，又旁及星卜，兼娴丝竹，集儒、医、道于一体。逸仙殁后，雷丰继其父悬壶应诊，初因其医名不扬，求诊者甚少，不得已设星卜肆于城北祥符寺以谋生，暇时编写《时病论》以自课。后经衢县举人程大廉引荐，于官医局主持医务，贫人经其诊治莫不豁然而愈，又经程大廉为其延誉于士绅之间，雷丰医名乃显。衢州知府刘国光亦知医，赞其医术，乐为《时病论》作序，一时仕宦之家争相延诊，其医名乃大振，求治者甚众。雷丰医德高尚，治病不论贫富，不计诊金。其精研医理，整理医案，编撰《灸法秘传》《时病论》等医籍，内容涵盖针灸、时病乃至各科杂病。这些著作均是悉心诊疗与研究的结晶，同时融贯当时经学、史学界的考据方法，且行文精雅，不同于寻常医生。

金镕（生卒年不详），字冶田，亦作也甜，咸丰、同治时衢州人，雷丰姻亲，工八分书，善画，山水人物皆有幽致。雷丰弟子江诚赞其："秉性纯良，存心忠厚，以常思己过，不论人非为座右铭。"《花月庐笔记》载："冶田工八分，善画山水。咸丰辛酉侨寓龙邱。洪逆陷城被虏，逸出；归至乡，复掠去，转温郡，随众投诚。以缮写隶统领秦，秦引重之，上保举，冶田辞，愿奉闽辕命，于路得家书，知长兄物故。比反，涕泣乞归里。时同治癸亥之正月也。中间三载，濒死者九，因作《九劫逢生记》诗十首，自号曰再生道人。"

金镕于清光绪七年（1881）冬，在赴杭访友的船上，从一位西蜀僧人那里获得一本灸法抄本，遂照书中之法，治愈了自己的疾病。金镕意欲怀此术以济人，但由于其不懂医理，不识书中所载伏梁、奔豚、痃癖等病证，便向其亲戚雷丰请教。雷丰对书中所列病证进行了逐一解说，并将各个病证分门别类，使得此书条理清晰，便于操作。雷丰的徒弟江诚也参与了校对工作，江诚在书末跋中指出，此书选穴思想与李中梓相合甚多。该稿本成书后，以抄本的形式流传，调研时在衢州书店"青简社"发现一抄本，该抄本即据稿本传抄而来。清光绪九年（1883），雷丰将此书呈请知衢州府事刘国光作序，刘国光称赞此书"实近今所罕见之本"，遂协助刊刻此书以促其传。刘国光在其作序言中指出，此书论穴治病是源自《太乙神针》一书，遂在刊刻此书时，附刊了太乙神针和雷火针法，以协助读者参互理解。

二、版本流传考证

《灸法秘传》成书于清光绪七年（1881），初次刊刻时间为清光绪九年（1883），后未见重新刊印。据《中国中医古籍总目》

记载，共有 2 个版本。一个是藏于中国中医科学院图书馆的清光绪九年（1883）刘氏刻本乐善堂藏板，一个是藏于天津中医药大学图书馆的据乐善堂本的抄本。2002 年上海古籍出版社《续修四库全书·子部·医家类》收载此书，为乐善堂刻本影印。经过调查，发现衢州市博物馆藏有清光绪七年（1881）稿本，2015 年国家图书馆出版社《衢州文献集成》有该稿本的影印本出版。另外，在衢州书店"青简社"发现一抄本，该抄本是据稿本传抄而来的。

1. 清光绪七年（1881）稿本

衢州市博物馆馆藏清光绪七年（1881）稿本。1 函 1 册，不分卷。封面左上方题有书名"灸法秘传"，右下方附题签人署名"养真子"，并钤有"恨不十年读书"白文方印。行款 8 行 18 字，内容有小引、凡例、灸法秘传目录、正文、跋等，开本尺寸为24.1cm×16.0cm。书影见图 1。

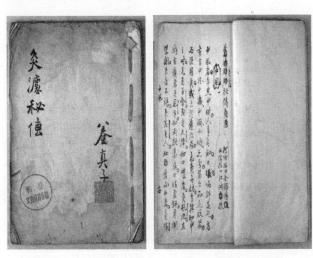

图 1　清光绪七年（1881）稿本书影

2. 清光绪九年（1883）刘氏刻本乐善堂藏板

中国中医科学院图书馆馆藏清光绪九年（1883）刘氏刻本乐善堂藏板。1卷。内封有牌记，内容为"光绪癸未冬镌 灸法秘传乐善堂藏板"。版式为四周双边、花口、单黑鱼尾，行款8行16字，版心印有书名、篇名、页码，内容有序、灸法秘传目录、正文等，版框尺寸为12.8cm×10cm。书影见图2。

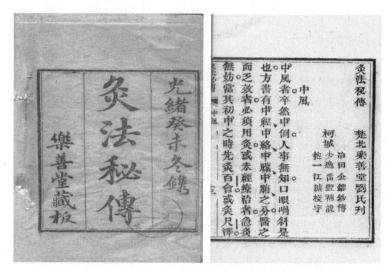

图2　清光绪九年（1883）刘氏刻本乐善堂藏板

我们通过对清光绪七年（1881）稿本和清光绪九年（1883）刘氏刻本的仔细比对，发现了部分差异。

第一，稿本增附金镕所作的小引和江城所题的跋，刻本未见。

第二，刻本增附针灸时间禁忌歌诀和图：十二时人神所在不宜针灸歌、十二支日人神所在不宜针灸歌、十干日人神所在不宜针灸歌、尻神图、九宫尻神歌。稿本未见。

第三，刻本增附两种实按灸法：太乙神针、雷火针法。稿本未见。

第四，书中"灸药神方"中的药物用量各有差异：稿本中艾叶用量记为一两五钱，刻本中艾叶用量记为一钱五分；稿本中硫黄的用量记为一钱，刻本中硫黄的用量记为五分。方中其余药物用量均相同。

三、学术概要

《灸法秘传》开卷首列取穴、灸法、宜忌、灸后调养等五条凡例；次列常用穴位正面图、背面图、指节图、灸盏图；再列灸药神方、针灸时间禁忌；继而载述中风等 70 种病证的应灸穴，在每一病证名下，先议病，后列应灸之穴，言简意赅，切合实用。卷末增附太乙神针和雷火针法，太乙神针依次列述药方、用针法、穴道取寸法、正背面穴道证治、太乙神针正面背面穴道诗；雷火针法包括处方、制备方法、应用方法等内容。本书汇清代特色灸法于一著，实乃当时灸法学术特色的集中展现。本次校勘《灸法秘传》略有所得，试概述其学术特色，以飨同道。

1. 首载银盏隔姜灸法

本书首次记载银盏这一灸疗器具，现在临床上所使用的温灸筒、温灸盒等均是在此基础上发展而来的，可见在灸具发展史上具有重要地位。本书不仅介绍了银盏的样式和制作，并详述了银盏隔姜灸法的操作流程和注意事项。

银盏隔姜灸法融隔姜灸、灸具灸和药艾灸于一体，由清代咸丰年间叶圭书在太乙神针基础上所创制的"面碗隔姜灸法"发展而来。太乙神针作为清代实按灸的代表，其操作除了"实按"一法，在实践过程中又发展出"悬针"一法，这是后世悬起灸的滥觞。银盏隔姜灸法，是太乙神针的进一步发展。既有隔物灸的元素，隔生姜以灸之，类似太乙神针的隔布施灸；又有药艾灸的元素，所用灸药方源自太乙神针药方。银盏隔姜灸法兼有隔物灸和药艾灸的优点，又结合了导热性能良好的银盏灸具，值得进一步研究和推广。

2. 明列针灸时间禁忌

《灸法秘传》稿本只记载了人神在日不宜灸单，刻本增附针灸时间禁忌歌诀：十二时人神所在不宜针灸歌、十二支日人神所在不宜针灸歌、十干日人神所在不宜针灸歌、尻神图、九宫尻神歌。当是根据《医宗金鉴·卷七十六·婴儿部》中的针灸时间禁忌歌诀所补入的。

人神与尻神禁忌是针灸著作中较为多见的两类时间禁忌。人神多引申为气血或神识，或直接称为天神。尻神可能隶属于人神，而道家哲学与三才学说都表明尻部在人身中具有重要地位。触犯禁忌可导致人神所过部位附近的躯体病变，但在多数医书中则概称痈疽、疾病不愈乃至丧命。明代以后，对人神、尻神持否定态度的医家日多。时至今日，人神与尻神禁忌在针灸临床已基本不怎么运用，但它们承载了古人对针灸禁忌的独特认识，在针灸学术发展史上具有一定的影响力。

3. 详述应灸七十症

《灸法秘传》记载应灸七十症，包括了中风、偏风、尸厥等急性病，眩晕、痹证、咳嗽等慢性病，带下、血崩、产后等妇科病，惊风、疳劳等儿科病，疟疾、热病等时病，耳目咽喉等五官疾病，涵盖内外妇儿、五官、神志及急性病、传染病等方方面面，在阐述每一病证时，先论病因病机，后述应灸之穴，选穴精练，简便易行。《灸法秘传》应灸七十症可能是根据杜文澜本《太乙神针》中所列正背面穴道证治改编而来。正背面穴道证治共列 42 个穴位及其定位和主治病证，这 42 个穴位的名称和定位与应灸七十症所用穴位基本上是一样的，每个穴位的主治病证与应灸七十症中的描述有很多相似之处。如《灸法秘传》中"中风"条载："当其初中之时，先灸百会，或灸尺泽。如口噤者，灸风池。左瘫右痪者，灸风市。如两额暴痛，口眼歪斜，牙关紧闭，失音不语，灸客主人。如因痰而中者，灸环跳穴可也。"杜文澜本《太乙神针》正背面穴道证治中，百会的主治病证有"中风"，尺泽的主治病证有"中风"，风池的主治病证有"口噤"，风市的主治病证有"左瘫右痪"，客主人的主治病证有"两额暴痛，口眼歪斜，牙关紧闭，失音不语"，环跳的主治病证有"中痰"。可以推测，金镕所获灸法抄本，应该是根据《太乙神针》改编的，可能源自杜文澜本《太乙神针》。雷丰在改编时，对书中穴位的主治病证进行了重新归纳整合，把属于同一疾病的症状整理在一起，并对该疾病的病因病机进行了补说，条理清晰，相对于《太乙神针》中所列正背面穴道证治，更有利于辨病和辨证取穴，简便易行，是对太乙神针的继承和发展。可见，这应灸七十症反映了雷丰对疾病的认识及其用灸思路。《灸法秘传》虽由金镕抄传而来，但经雷丰补说而得以完善，可见雷丰有补订重编之功。正如刘国光在序中指出"经雷君取所列诸证，分门而为之说，言简意赅，深得经旨，诚济世之良术也"。

雷丰徒弟江诚在书末跋中指出，此书选穴思想与李云间相合甚多。李云间，即李中梓（1588—1655），明末清初著名医家，学术成就卓著，著有《内经知要》《医宗必读》《病机沙篆》《李中梓医案》等，是中国医学史上颇有影响的医学大家。李中梓所撰《病机沙篆》，在每一病证的治法中记载有灸法取穴，其中有些病证如反胃、痢、脚气、遗精、疝气等灸法取穴与《灸法秘传》中所对应病证的取穴思路确有相合之处，如《灸法秘传》中"反胃"取穴思路为"法当灸中脘、下脘，兼灸膈俞。若未效者，再灸脾俞、胃俞，甚则灸足三里"，在《病机沙篆》中记载"反胃吐食，灸用脾俞、膈俞、中脘、气海、下脘、足三里"。

《灸法秘传》在流传过程中，应灸七十症被后世医家引用，得到了进一步的补充和阐发。如清代姚襄所著《灸法集验》，成书于清光绪三十二年（1906），宣统元年（1909）由新州叶舟校勘刊行。《灸法集验》中所载七十病证的灸治参考了《灸法秘传》记载应灸七十症的内容，并有增删和阐发，《灸法集验》增加了"类中"和"鬼祟"两种病证的灸治，但删去了《灸法秘传》中"伤寒"和"热病"两种病证的灸治。姚襄在《灸法集验》中增加了部分病证的辨证选穴，如对于"霍乱"的选穴，《灸法秘传》作"急灸期门可愈"，《灸法集验》作"急灸神阙及期门，转筋者加灸太冲"。丰富了霍乱的辨证选穴思路，是对《灸法秘传》辨证取穴思想的继承和发展。

4. 传承太乙神针和雷火针法

《灸法秘传》载有灸药神方。原书载"艾叶一钱五分 硫黄 乳香 没药 麝香 皂角 枳壳 川芎 桂枝 杜仲 全蝎 白芷 细辛 松香 雄黄 独活 穿山甲以上各五分"，共 17 味药。稿本中艾叶的剂量是一两五钱，硫黄的剂量是一钱，与刻本所载剂量有一定的差异。灸药神方源自太乙神针药方，后者在不同版本的《太乙神针》和各种医籍中记载的味数和剂量略有差异。最早的记载见于南宋刘完素《伤寒标本心法类萃》"羌活 独活 黄连各四两为末 麝香二钱 乳香二钱"，共 5 味药。清代范毓䨺所传《太乙神针》中药方为"艾叶三两，产蕲州陈久者佳　硫黄二钱　麝香五分　乳香　没药　丁香　松香　桂枝　杜仲　枳壳　皂角　细辛　白芷　川芎　独活　雄黄　穿山甲以上各一钱"，共17味药，该方在流传过程中出现了不同版本，在数量和剂量上略有加减。

卷末增附太乙神针和雷火针法内容，分别转载自清代张望所著《古今医诗》和明代杨继洲所著《针灸大成》。太乙神针，作为清代实按灸的代表，是在明代雷火神针基础上的进一步发展。两者均源自道家，因形似针具提按体表而命名为针，"雷火"之名源自元末明初道教著作《法海遗珠》记载的"雷霆㷿火针法"；"太乙"之名可能源自道教所尊崇的天神"太乙救苦天尊"，简称"太乙"，含有神圣效验之义。借"太乙"之名以表明该灸法效验之神，反映了古人的崇神思想。书中收录的太乙神针、雷火针法及三种药方的相关内容，虽与《针灸大成》等书所载大同小异，但据此亦可资证有清一代这几种灸法的盛行。

综上所述，《灸法秘传》是体现清代针灸学术特色的艾灸专著，首载银盏隔姜灸法，对该法的器具、操作、注意事项、灸后调护均作了详细说明，并且详细记载了该法对七十种疾病的选穴治疗，临证广泛，选穴精炼，辨病和辨证相结合。卷末还附录了太乙神针和雷火针法，涵盖清代特色灸法，是对太乙神针的继承和发展。

《浙派中医丛书》总书目

原著系列

格致余论	规定药品考正·经验随录方
局方发挥	增订伪药条辨
本草衍义补遗	三因极一病证方论
丹溪先生金匮钩玄	察病指南
推求师意	读素问钞
金匮方论衍义	诊家枢要
温热经纬	本草纲目拾遗
随息居重订霍乱论	针灸资生经
王氏医案·王氏医案续编·王氏医案三编	针灸聚英
随息居饮食谱	针灸大成
时病论	灸法秘传
医家四要	宁坤秘笈
伤寒来苏全集	宋氏女科撮要
侣山堂类辩	产后编
伤寒论集注	树蕙编
本草乘雅半偈	医级
本草崇原	医林新论·恭寿堂诊集
医学真传	医林口谱六治秘书
医无闾子医贯	医灯续焰
邯郸遗稿	医学纲目
通俗伤寒论	

专题系列

丹溪学派	针灸学派
温病学派	乌镇医派
钱塘医派	宁波宋氏妇科
温补学派	姚梦兰中医内科
绍派伤寒	曲溪湾潘氏中医外科
永嘉医派	乐清瞿氏眼科
医经学派	富阳张氏骨科
本草学派	浙江何氏妇科
伤寒学派	

品牌系列

杨继洲针灸	王孟英
胡庆余堂	楼英中医药文化
方回春堂	朱丹溪中医药文化
浙八味	桐君传统中药文化